BEI GRIN MACHT SICH IHR WISSEN BEZAHLT

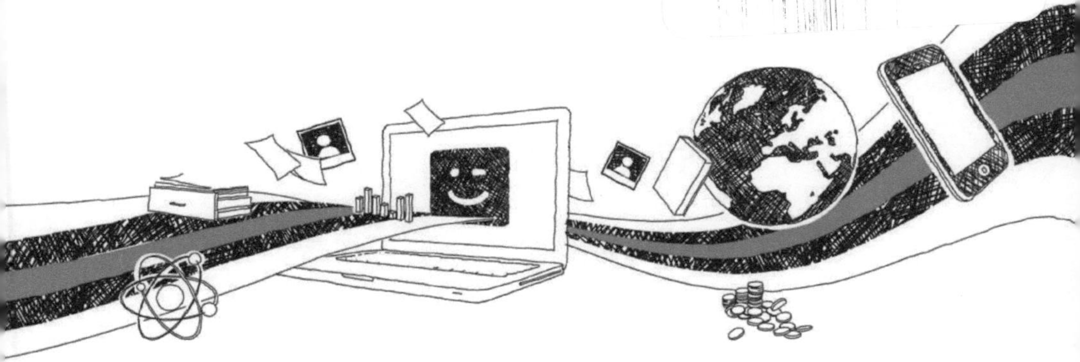

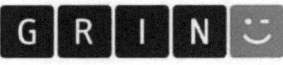

Die Gesundheitspolitik als Präventionspolitik

K. Schreib

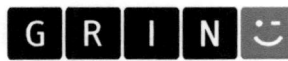

Bibliografische Information der Deutschen Nationalbibliothek:

Die Deutsche Nationalbibliothek verzeichnet diese Publikation in der Deutschen Nationalbibliografie; detaillierte bibliografische Daten sind im Internet über http://dnb.d-nb.de abrufbar.

ISBN: 9783346765840
Dieses Buch ist auch als E-Book erhältlich.

© GRIN Publishing GmbH
Nymphenburger Straße 86
80636 München

Druck und Bindung: Books on Demand GmbH, Norderstedt Germany
Gedruckt auf säurefreiem Papier aus verantwortungsvollen Quellen

Das vorliegende Werk wurde sorgfältig erarbeitet. Dennoch übernehmen Autoren und Verlag für die Richtigkeit von Angaben, Hinweisen, Links und Ratschlägen sowie eventuelle Druckfehler keine Haftung.

Das Buch bei GRIN: https://www.grin.com/document/1298968

Die Gesundheitspolitik als Präventionspolitik

Einsendeaufgabe A

SRH Fernhochschule

<u>Modul:</u>

Sozial- und Gesundheitspolitik

<u>Studiengang:</u>

B.A. Soziale Arbeit

2

Inhaltsverzeichnis

Abkürzungsverzeichnis

Art.:	Artikel
S.:	Satz
§:	Paragraph
Abs.:	Absatz
GG.:	Grundgesetz
WHO:	Weltgesundheitsorganisation
DALE:	Disability-adjusted life expectancy
HSPA:	Health System Performance Assessment
PrävG.:	Präventionsgesetz

1. Die Gesundheitspolitik als Präventionspolitik

In diesem Kapitel wird die Präventionspolitik definiert. Differenziert dargestellt werden die Primär, -sekundär und –Tertiärprävention. Des Weiteren wird auf die verschiedenen Felder in der Präventionspolitik eingegangen, warum die Prävention auf kommunaler Ebene eine zentrale Rolle spielt und deshalb nutzbar gemacht werden sollte.

1.1 Die Präventionspolitik

Der Begriff Prävention ist im Gesundheitswesen der Oberbegriff für zielgerichtete Maßnahmen, um Krankheiten zu vermeiden, das Risiko einer Krankheit zu verringern oder ihr auftreten zu verzögern. Präventive Maßnahmen werden in zwei unterschiedliche Bereiche eingeteilt. Dies sind die verhaltenspräventiven Maßnahmen und die verhältnispräventiven Maßnahmen. Eine weitere Klassifikation der Prävention ist die zeitliche Einordnung einer Maßnahme. Man kann hierbei in primäre-, sekundäre- und tertiäre Prävention unterscheiden. (Bundesministerium für Gesundheit, 2019a)

Die primäre Prävention

Diese zielt auf die Verhinderung des Entstehens von Krankheiten ab. Durch eine gesundheitsbewusste Lebensweise können sowohl körperliche als auch psychische Erkrankungen verhindert werden. Zu den begünstigenden Faktoren gehören sportliche Aktivität, eine ausgewogene, gesunde Ernährung und eine gute Stressbewältigung durch zum Beispiel Rückhalt durch die Familie oder Gespräche mit Kolleg*innen oder Freunden. In der Primärprävention wird in die oben genannte Verhältnis- und Verhaltensprävention unterschieden. Die Verhältnisprävention beschreibt die Prävention durch die Änderung der Verhältnisse im allgemeinen Umfeld. Das betrifft zum Beispiel die Wohnumgebung, das Einkommen und die Bildung. Die Verhaltensprävention bezieht sich auf den einzelnen Menschen und seine Gesundheit. Hierzu zählen Maßnahmen, welche die Gesundheitskompetenz stärken, wie zum Beispiel die Reduktion von Alkohol oder übermäßigem Rauchen. (Bundesministerium für Gesundheit, 2019a)

Die sekundäre Prävention

Die sekundäre Prävention richtet sich auf die Früherkennung von Krankheiten, um eine frühzeitige Therapie einzuleiten. Hierrunter fallen sämtliche Vorsorgeuntersuchungen, wie zum Beispiel die Krebsvorsorge oder der jährliche Besuch beim Zahnarzt. Dieser ist beispielsweise notwendig, um Karies frühzeitig zu erkennen und zu behandeln, bevor die betroffene Person Löcher in den Zähnen bekommt und diese gefüllt werden müssen. (Bundesministerium für Gesundheit, 2019a)

Die tertiäre Prävention

Die tertiäre Prävention hat das Ziel, Krankheitsfolgen zu mildern und einen Rückfall einer schon entstandenen Krankheit zu verhindern. Die Rehabilitation nach einem Herzinfarkt oder einem Apoplex stellt die Maßnahme einer tertiären Prävention dar. (Bundesministerium für Gesundheit, 2019a)

Ziel der Prävention ist es, ein umfassendes Gesamtkonzept zu erstellen, um die Nutzung der Präventionsangebote einfacher und überschaubarer zu machen. Ein Augenmerk liegt vor allem auf dem Abbau der Geschlechterbezogenen und sozial bedingten Ungleichheit von Gesundheitschancen. Die Bundesregierung und Verbände haben sich im Jahr 2004 auf Eckpunkte eines Präventionsgesetzes geeinigt. Inhalte waren die Errichtung einer Stiftung für Prävention und Gesundheitsförderung auf Bundesebene. Die Erarbeitung von Präventionszielen und Qualitätsstandards sowie Modellprojekte und Aufklärungskampagnen wurden als Ziel angesehen. Veränderungen in allen Lebensbereichen der Menschen wurden angestrebt um die Primärprävention zu stärken. Seit das Präventionsgesetz 2005 den Bundestag passiert hat und vertagt wurde, kam es immer wieder zu Dialogen Initiativen, die dazu führten, die Prävention und Gesundheitsförderung zu stärken und ein Gesetz auf den Weg zu bringen. (Bareiß et al., 2019)

1.2 Die nationale Präventionsstrategie

Die nationale Präventionsstrategie ist durch die Weiterentwicklung und Überarbeitung von Präventionsmaßnahmen entstanden. Sie ist, neben dem Präventionsgesetz, im fünften Sozialgesetzbuch verankert. Die nationale Präventionsstrategie umfasst die Vereinbarung bundeseinheitlicher, trägerübergreifender Rahmenempfehlungen zur Gesundheitsförderung und die Erstellung eines Berichts über die Entwicklung der Gesundheitsförderung und Prävention. Dieser Bericht wird durch die nationale

Präventionskonferenz alle vier Jahre, dem Bundesministerium für Gesundheit weitergeleitet. Das Ziel ist gemeinsam im Sinne der Gesundheitsfördernd und Prävention zusammenzuwirken. Im Jahr 2019 erfolgte der erste Präventionsbericht. Festgelegt wurden gemeinsame Ziele unter Berücksichtigung verschiedener Gesetzesgrundlagen wie dem Infektionsschutzgesetz und dem Arbeitsschutzgesetz. Die Entwicklung von Rahmenbedingungen muss unter der Beteiligung der Akteure stattfinden. Hierzu gehören unter anderem die Träger der öffentlichen Jugendhilfe über die obersten Landejugendbehörden, die kommunalen Träger der Grundsicherung für Arbeitssuchende über ihre Spitzenverbände auf Bundesebene, die Bundesagentur für Arbeit sowie die für den Arbeitsschutz zuständigen obersten Landesbehörden. (SGB V, 1988/§ 20 d)

Das Präventionsgesetz, in Kraft getreten am 25.07.2015 verbessert die Grundalgen für die Zusammenarbeit der Länder, Kommunen und von Sozialversicherungsträgern in den Bereichen der Prävention und Gesundheitsförderung. Mit dem In Kraft treten des Gesetztes konnte eine Verbesserung der Präventionsmaßnahmen auf verschiedenen Ebenen umgesetzt werden. Sie greifen in den verschiedenen Lebenswelten der Menschen und unterstützen dort durch Präventions- und Gesundheitsförderungsangeboten. Die Schwerpunktbereiche der Prävention in der Gesundheitspolitik sind wie folgt festzuhalten. Menschen in Pflegeeinrichtungen, Angestellte im Arbeitsleben sowie Kinder und Jugendliche auf ihrem Bildungsweg. (Bundesministerium für Gesundheit, 2019b)

Seit Beginn der Corona Pandemie wird auf Präventionsmaßnahmen ein besonderes Augenmerk gelegt. Die Schutzimpfung gegen das Corona Virus gilt als eine Präventionsmaßnahme zur Vermeidung von Erkrankungen und der daraus resultierenden Entlastung der Gesundheitssysteme sowie der Gesundheitsämter. Durch ein gesundheitsbewusstes Verhalten im Alltag, eigene Beobachtung und regelmäßigen Vorsorgeuntersuchungen bei dem/der Hausarzt*ärztin lassen sich gesundheitliche Risiken vermeiden und die eigene Ressourcen stärken. Unterstützende Präventionsmaßnahmen sind durch die Krankenkassen möglich. Seit 2015 sind die Krankenkassen gesetzlich dazu verpflichtet, Präventionsleistungen zu erbringen. Sie unterstützen den Aufbau gesundheitsbewusster Strukturen der Versicherten Personen durch regelmäßige Vorsorge- und Früherkennungsuntersuchungen für Menschen jeden Alters. (Bundesministerium für Gesundheit, 2022b)

1.3 Die Prävention auf kommunaler Ebene

Das deutsche Gesundheitssystem verfolgt das Ziel, im Falle einer eintretenden Erkrankung eine schnellstmögliche Gesundheitsversorgung durch medizinische Leistungen zu erbringen. Dieser medizinische Versorgungsanspruch ist durch die Akteure der verschiedenen Gesundheitsbranchen möglich. Darunter zählen neben den Ärzt*innen und Therapeut*innen auch die Gesundheits- und Krankenpfleger*innen und die Altenpfleger*innen. Des Weiteren sind für die stationäre Versorgung Rehabilitationszentren, Krankenhäuser und Pflegeheime unerlässlich. Die kommunale Gesundheitsförderung erreicht die Menschen in ihrer Lebenswelt und stützt sich auf verhaltens- und verhältnispräventive Ansätze. Diese sollen zur Förderung der gesundheitlichen Chancengleichheit beitragen. Die Kommunen gelten als institutionelles Dachsetting, da sie die verschiedensten Lebenswelten, wie zum Beispiel Kitas, Schulen und das Ausmaß von Luftverschmutzung vereinen. Aus diesem Grund spielen sie eine zentrale Rolle in der Gesundheitsförderung und Prävention. Ziel der Prävention auf kommunaler Ebene ist die Entwicklung einer integrierten kommunalen Gesamtstrategie. Die öffentlichen und privaten Trägen sollen zusammengeführt werden und über individuelle Lebensphasen und Altersgruppen aufeinander abgestimmt werden. Dabei spiel das Einbinden von verschiedenen Netzwerken eine große Rolle. Durch den niederschwelligen, meist kostenlosen Zugang zu Angeboten, wie zum Beispiel der Suchtberatung, HIV-Vorsorge oder der psychologischen/psychiatrischen Behandlung erreicht man eine breite Masse an Betroffenen Personen, die Hilfe benötigen. (Quilling et al., 2022)

Seit dem Corona Ausbruch wird die Bedeutung der kommunalen Gesundheitsämter immer deutlicher, da sie zur Eindämmung der Infektionszahlen, durch die Nachverfolgung und Auflistung der Erkrankten Personen, beigetragen haben. Weiterführend sind die Gesundheitsämter in engem Kontakt mit den Krankenhäusern und Pflegeheimen. Konkreter geht es hierbei um die Bettenbelegung für Patient*innen sowie um die Auslastung der Krankenhäuser und Pflegekräfte. Gemäß der § 25 des Infektionsschutzgesetztes stellt das Gesundheitsamt bei Erkrankungen Ermittlungen an und handelt entsprechend der Gesetzgebung. (IFSG, o.J./§ 25)

Zusammenfassend ergibt sich die Wichtigkeit der Prävention auf kommunaler Ebene. Um diese dauerhaft nutzbar zu machen, müssen entsprechende Angebote gewährleistet und zugänglich gemacht werden. So kann garantiert werden, dass Menschen in jeder Gesellschaftsschicht Zugang zu präventiven Maßnahmen erhalten und damit verbunden die Maßnahmen durch höhere Instanzen zu verhindern. Die oben beschriebenen Angebote können Langzeiterkrankungen und Erkrankungen im Allgemeinen verhindern und führen so zu einer Entlastung der Gesundheitssysteme.

2. Die Sozialpolitik, der Sozialstaat und die soziale Sicherung

In diesem Kapitel werden die Sozialpolitik, der Sozialstaat und die soziale Sicherung differenziert dargestellt. Des Weiteren werden die Erwartungen der Bürger*innen an die Sozialpolitik erörtert um im Folgenden dargestellt.

2.1 Differenzierung der Begrifflichkeiten

Die Sozialpolitik umfasst eine Vielzahl von Maßnahmen, Diensten und Leistungen die die Bürger*innen dazu befähigen, schwierigen Lebensumständen, sowie sozialen Problemen oder Risiken entgegenzuwirken und diese möglichst selbstständig zu bewältigen. Dabei ist darauf zu achten, die Lebenssituation der Bürger*innen zu erhalten oder zu verbessern. Die Aufrechterhaltung und Verbesserung der Lebenssituation wird durch verschiedene Akteure, Institutionen sowie durch verschiedene Einrichtungen ermöglicht. (Bäcker et al., 2010)

Der Gesamtkomplex aus den oben genannten Maßnahmen, Diensten, Leistungen und Institutionen nennt sich auch Sozialstaat. Der Sozialstaat ist der Ausdruck für eine aktive, gestaltende Rolle, welche im wirtschaftlichen und gesellschaftlichen Leben den Raum einnimmt und nach dem Prinzip des sozialen Ausgleichs handelt. Die Hauptaufgabe des Sozialstaates ist die Verringerung der sozialen Risiken und Probleme durch die staatliche Intervention. (Bäcker et al., 2010)

Der Sozialstaat hat seine Verankerung im Grundgesetz in Art. 20 Abs. 1 GG und in Art. 28 Abs. 1 S.1 GG. Die zwei Ziele des staatlichen Handelns sind die Herstellung der sozialen Gerechtigkeit und der sozialen Sicherheit. Soziale Sicherheit entsteht durch die soziale Sicherung. Damit sind die drei Säulen des sozialen Sicherungssystems gemeint. Diese sind die gesetzliche Sozialversicherung, die soziale Versorgung und die soziale Fürsorge. Die gesetzliche Sozialversicherung besteht aus der gesetzlichen Pflege-, Unfall-, Renten-, Arbeitslosen- und Krankenversicherung. Die einzelnen Versicherungssysteme werden durch die Beiträge der arbeitenden Bürger*innen erbracht, diese sind gesetzlich versichert. Anhand des individuellen Einkommens der Bürger*innen werden die zu leistenden Beiträge prozentual berechnet. Jede/r Bürger*in hat gleichermaßen Anspruch auf die Leistungen. Unabhängig der Beiträge bekommt jede betroffene Person beispielsweise medizinische Versorgung oder einen Aufenthalt in einer Kur, sofern das die langfristige Gesundheit unterstützt. Die soziale Versorgung beinhaltet Versorgungsbereiche der Kriegs- und Gewaltopferversorgung, das Wohngeld, die Bundesausbildungsförderung sowie die Familienversorgungsleistungen. Die Sozialfürsorge umfasst die Grundsicherung für Arbeitssuchende und die Jugendhilfe. (Bpb, 2020)

Die soziale Sicherung gründet auf dem Solidaritätsprinzip. Das bedeutet, Unternehmen, Bürger*innen sowie der Staat zahlen Beiträge in das Sozialbudget. In diesem Budget mitinbegriffen sind die Sozialversicherungen, steuerfinanzierte Förder- und Fürsorgeleistungen sowie das Wohngeld, die Grundsicherung und das Elterngeld. Dies ist der erste Strang der sozialen Sicherung. Den zweiten Strang gibt es seit dem 19. Jahrhundert und war damals die Fürsorge für arme Menschen. Diese Aufgabe entwickelte sich mit der Zeit zu einer nationalstaatlichen Aufgabe, die weiterhin von privaten Organisationen sowie Kirchen und Städten unterstützt wird. Die sozialen Dienste fungieren demnach als der funktionelle und der institutionelle Bereich der Sozialpolitik. Sie erbringen die Leistungen im öffentlichen Interesse, angepasst an den Gesamtrahmen des Sozialstaates. In Deutschland findet eine Zusammenarbeit zwischen den staatlichen Trägern und den Wohlfahrtsverbänden statt. (Die Bundesregierung, 2020a)

2.2 Erwartungen an die Sozialpolitik während des Corona-Lockdowns

Die Sozial- und Gesundheitspolitik wird seit jeher immer wieder vor neue Herausforderungen gestellt. Der Prozess der Globalisierung hat einen weitreichenden Einfluss auf verschiedene Gesundheitspoltische Fragestellungen. Es zeigt sich, dass die Ausbreitung von Krankheiten und anderen Gesundheitsgefahren über die nationalen Grenzen hinweg geht und durch den Reise- und Handelsverkehr nicht einzudämmen ist. (Bundesministerium für Gesundheit, 2022a)

Die Gesundheit des Menschen ist immer verschiedenen Gefahren ausgesetzt, teilweise natürlich bedingt durch zum Beispiel Naturkatastrophen oder dem Klimawandel. Teilweise aber auch durch menschlich verursachte Gefahren wie

Chemie- oder Nuklearunfällen. Infektionsgefahren können durch den internationalen Reiseverkehr und Handelsbeziehungen binnen weniger Stunden jeden Erdteil erreichen. Aus diesem Grund ist die Gesundheitssicherheit nicht die Aufgabe eines einzelnen Landes sondern vielmehr die Aufgabe jedes einzelnen. Die gesamte Staatengemeinschaft ist für die Gesundheitssicherheit zuständig. Dies wird vor allem seit dem Jahr 2020 durch die Corona Pandemie deutlich. (Bundesministerium für Gesundheit, 2022a)

Die Corona Pandemie stellt die aktuellste Herausforderung der Sozial- und Gesundheitspolitik dar. Die Pandemie bedeutet immer noch für viele Menschen, sich mit einer existenziellen Krise auseinandersetzen zu müssen. Die Krise bezieht sich nicht nur auf das allgemeine Wohlbefinden, sondern viel mehr auf wirtschaftliche, soziale und gesundheitliche Einschnitte im Leben jedes Menschen. Durch das Inkrafttreten der Corona Verordnungen musste eine Anpassung an das gesellschaftliche Leben erfolgen. Um die Verbreitung von COVID-19 entgegenzuwirken kam es im Jahr 2020 zu notwendigen Schutzmaßnahmen, wie dem Abstandsgebot im öffentlichen Raum und zur Verpflichtung des Mund-Nasen Schutzes. Zeitweise kam es zu Ausgangs- und Kontaktbeschränkungen sowie zur Untersagung oder Beschränkung öffentlicher Veranstaltungen. Des Weiteren wurde eine Impfung auf den Weg gebracht, welche vor Ansteckung und einem schwierigen Verlauf schützen soll, sowie zu einer Impfpflicht für Pflegekräfte. (IfSG, 2020/§ 28 a)

Durch die oben genannten, ergriffenen, Maßnahmen wächst der Wunsch nach Sicherheit und Freiheit der Bürger*innen. Die Maßnahmen führen einerseits zu einer Verhinderung der Verbreitung des Virus, aber andererseits verstärkt dieselbe Maßnahme an einer anderen Stelle ein Problem. Dieses Problem ist der Wunsch nach Freiheit, welcher aufgrund der Pandemie nicht zu gewährleisten ist. Würden die Maßnahmen fallen gelassen werden, um den Bürger*innen ihre Freiheit wiederzugeben, so würde die Überlastung der Gesundheitssysteme, sowie die der Krankenhausbetten die Folgen sein. Um den Bürger*innen Sicherheit zu geben, gewährleistet das Robert-Koch Institut Transparenz in Bezug auf die aktuellen Corona Zahlen. Diese sind auf der offiziellen Seite des Robert-Koch Institutes nachzulesen. (Robert-Koch Institut, 2022)

Die bereits erwähnte Möglichkeit der Impfung als Präventionsmaßnahme führt zu einer Entlastung der Gesundheitssysteme und zu weniger Corona Erkrankungen. Dies wiederrum ermöglicht mehr Freiheit und Sicherheit für die Bürger*innen. Um die nötige Freiheit und Sicherheit gewährleisten zu können, müssen die Bürger*innen ebenfalls mit den Gesundheitssystemen zusammenarbeiten und sich dazu bereit erklären, sich zu testen. Aktuell reicht ein negatives Schnelltest Ergebnis, um die Freiheit zu genießen und Veranstaltungen zu Besuchen. Außerdem wichtig ist das Tragen eines Mund-Nasen Schutzes, welcher nachweislich zu einer Eindämmung des Virus führt. (Statistika, 2022)

Weitere Erwartungen seitens der Bürger*innen sind finanzielle Hilfeleistungen während der Corona Pandemie. Sicherheit bedeutet für viele Menschen sicher sein in Bezug auf die individuelle finanzielle Aufstellung. Die Kurzarbeit mancher Menschen führt zu finanziellen Einbußen und birgt infolgedessen die Gefahr in Abhängigkeit der sozialen Sicherungssysteme leben zu müssen. Auf die Anzahl der Menschen und die Dauer der Unterstützung durch das soziale Sicherungssystem betrachtet, führt das zu einer Überlastung der Systeme, weshalb die Schadensbegrenzung früher eintreten soll.

Aus diesem Grund unterstützt die Bundesregierung durch finanzielle Hilfeleistungen insbesondere Familien, um die Folgen der Pandemie bewältigen zu können. Der Staat nennt sieben Hilfeleistungen zur Unterstützung der Menschen. Diese sind die Lohnersatzleistungen bei Kinderbetreuung zu Hause, die Corona-Auszeit für Familien, der Kinderzuschlag, das Kurzarbeitergeld, der vereinfachte Zugang zur Grundsicherung, die Anpassung des Elterngeldes sowie Unterstützung bei dem Studium oder der Ausbildung. (BMFSFJ, 2022)

Die Lohnersatzleistungen bei Kinderbetreuung unterstützen Familien, die ihre Kinder zuhause betreuen müssen und im Zuge dessen selbst nicht arbeiten gehen können. Der Kinderzuschlag ist von verschiedenen Faktoren abhängig. Zu berücksichtigen gilt das Einkommen, die Wohnkosten, die Größe der Familie sowie das Alter der Kinder. Familien, die den Kinderzuschlag erhalten sind zudem von den Kita-Gebühren befreit. Des Weiteren können zusätzliche Leistungen für Bildung und Teilhabe beantragt werden. (BMFSFJ, 2022)

Kurzarbeitergeld erhalten Personen, die aufgrund der Corona-Pandemie ihre Arbeitszeiten verkürzen müssen. Das Gehalt wird durch die Bundesagentur für Arbeit ausgeglichen. Das Kurzarbeitergeld muss vom Arbeitgeber/ von der Arbeitgeberin beantragt werden. (BMFSFJ, 2022)

Der vereinfachte Zugang zur Grundsicherung unterstützt Personen, die sich aufgrund der Pandemie ihre Wohnung nichtmehr leisten können. Die Unterkunftskosten werden übernommen. (BMFSFJ, 2022)

Durch die Anpassung des Elterngeldes können Einkommensverluste zwischen März 2020 und September 2023 ausgeklammert werden, sodass für die betroffenen Personen kein Nachteil entsteht. (BMFSFJ, 2022)

Studierende und Auszubildende erhalten weiterhin Leistungen nach dem Bundesausbildungsförderungsgesetz. Des Weiteren kann die Förderhöchstdauer für Studierende verlängert werden. (BMFSFJ, 2022)

Die finanziellen Unterstützungen sind zum Teil zeitlich befristet, da sie sich nach dem Ausmaß der Corona Pandemie richten.

3. Die Leistungsfähigkeit von Gesundheitssystemen

Im dritten Kapitel werden die Gesundheitssysteme erläutert sowie die verschiedenen Kriterien zur Beurteilung der Leistungsfähigkeit und die Ansätze zur Analyse der Gesundheitssysteme.

3.1 Kriterien der Leistungsfähigkeit von Gesundheitssystemen

Die Bewertung der Leistungsfähigkeit eines Gesundheitssystems bezeichnet ein Instrument für die evidenzbasierte Politiksteuerung von Gesundheitssystemen. Durch die Europäische Kommission gegründete HSPA- Expertengruppe im Jahr 2014 findet ein Austausch zur Verbesserung der Systeme unter den Mitgliedstaaten statt. Ziel ist es, die internationalen Organisationen in ihrer Zusammenarbeit zu stärken, sowie die Transparenz zu fördern, um messbare Ergebnisse zu erzielen. (Gesundheitsministerium, 2019)

Gesundheitssysteme sind komplexe Einheiten mit vielen Akteuren, welche durch ihre Verantwortungsstruktur miteinander verbunden sind. Daher sollen die Leistungsmessungssysteme ein umfangreiches Datenpaket bieten, um den unterschiedlichen Parteien von Nutzen zu sein. Eine große Herausforderung besteht für die Gesundheitssysteme darin, die Erhebung der Daten nuanciert zu betreiben, ohne durch zusätzliche Datenanalysen mehr Belastung zu schaffen. Die Ziele der Leistungsmessung sind der gesundheitliche Nutzen des Gesundheitssystems für alle Menschen, die Bedarfsgerechtigkeit bezogen auf die Präferenzen der Öffentlichkeit, sowie der finanzielle Schutz. (Smith et al., 2008)

Um die oben genannten Ziele zu erfüllen unterscheidet man den Kriterien für die Beurteilung der Leistungsfähigkeit von Gesundheitssystemen in vier Bereiche. Diese sind die theoretischen Zugänge der Gesundheitsökonomie, die staatliche Regulationstheorie, die Institutionentheorie und die Systemtheorie. Diese Zugangsmöglichkeiten unterscheiden sich inhaltlich sehr, weshalb sie auf unterschiedlichen Vergleichskriterien basieren. (Hausen & Wassman, 2019)

Das Betreiben eines Gesundheitssystems ohne ökonomische Berücksichtigung ist aufgrund des hohen Bedarfs der ständigen Weiterentwicklung der Gesundheitsleistungen nicht möglich. Deshalb ist es wichtig, wirtschaftlich im Gesundheitssystem zu handeln. Die Gesundheitsökonomie kann in zwei Bereiche aufgeteilt werden. Diese sind die ökonomische Evaluation von Gesundheitsleistungen und die ökonomischen Analyse von Gesundheitssystemen. Grundsätzlich geht es hierbei um die Analyse der wirtschaftlichen Fragen zu Themengebieten wie der Struktur, Organisation, Leistung, Funktion sowie um die Finanzierung von Gesundheitssystemen. Bei der staatlichen Regulationstheorie steht das Verhältnis der staatlichen Steuerung und der gesellschaftlichen Selbstorganisation im Fokus. Die Institutionstheorie geht davon aus, dass sich die Menschen an Institutionen orientieren und danach handeln. Die Theorie liefert einen Beitrag in Bezug zur Analyse des Deckungsgrades der Gesundheitsversorgung und den Zugangschancen, sowie des Leistungsniveaus der Versorgung. Die Systemtheorie vertritt die Annahme, dass in entwickelten Ländern die Dynamik für Veränderungen gleich abläuft. Demnach müssen nach dieser Theorie die einzelnen Systeme analysiert werden, vor dem Hintergrund, dass alles Entwicklungen in allen Systemen gleich ablaufen. (Hausen & Wassman, 2019)

Das zentrale Ziel jedes Instrumentes der Leistungsmessung ist die Förderung des Erreichens der Ziele des Gesundheitssystems. Aus diesem Grund soll die Wirksamkeit daran gemessen werden, inwiefern diese Ziele gefördert oder beeinträchtigt werden. Um die Wirkung zu maximieren, muss die Leistungsmessung weitere Aspekte der Systemgestaltung berücksichtigen. Wichtige Indikatoren sind die Finanzierung, die Marktstruktur, die Rechenschaftspraxis und die Regulierung. Die Leistungsmessung bietet eine Chance zur Verbesserung der Gesundheitssysteme. (Smith et al., 2008)

3.2 Ansätze zur Analyse von Gesundheitssystemen

<u>Der World Health Report 2000</u>

Die WHO arbeitet seit ihrer Gründung im April 1948 daran, eine bessere und gesündere Zukunft für die Menschen zu schaffen. Sie setzt sich dafür ein, die nationalen Gesundheitssysteme zu stärken und allen Menschen einen Zugang zu medizinischer Versorgung zu gewährleisten. So kann man Krankheitsausbrüchen, wie aktuell Covid-19, wirksam entgegentreten. (Die Bundesregierung, 2020b)

Zur Analyse eines Gesundheitssystems werden fünf Dimensionen zur Messung genannt. Diese sind das Gesundheitsniveau der Bevölkerung, die Fairness der Verteilung von Gesundheit in der Bevölkerung, die Patientensouveränität, die soziale Gerechtigkeit und die Fairness der Finanzierung. (Hausen & Wassman, 2019)

Um eine Bewertung des Gesundheitsniveaus der Bevölkerung durchzuführen, bedarf es an festgelegten Punkten der WHO. Hierzu gehören die Überlebensrate einer Bevölkerung für jedes Alter, die Prävalenz einer jeden Behinderung für jedes Alter sowie die Gewichtung jeder Art von Behinderung für jedes Alter. Dadurch kann die Lebenserwartung nach Invaliditätsbereinigung berechnet werden. Diese wird auch DALE genannt und ermöglicht ein Ranking der Länder nach den beschriebenen Dimensionen.

Die Fairness der Verteilung von Gesundheit in der Bevölkerung wird anhand der Kindersterblichkeit jedes Landes durch die WHO errechnet. Der dadurch errechnete Platz des Rankings stellt anschließend die Fairness der Verteilung der Gesundheit in der Bevölkerung dar.

Unter der Patientensouveränität versteht man die Erwartungen der Bevölkerung an die Gesundheitssysteme. Diese Dimension kann in zwei Teilbereiche aufgeteilt werden. Das sind die „Patientenorientierung" und der „Respekt". Die Analyse der Befragung wird in einer Gewichtung von je 50 % bewertet.

Die soziale Gerechtigkeit überprüft, inwieweit ein Land Fairness in der Verteilung ausübt und ob bestimmte Gruppen diskriminiert werden.

Bei der Fairness der Finanzierung steht die Finanzierung der Gesundheitssysteme im Fokus. Faire Finanzierung orientiert sich an den finanziellen Möglichkeiten eines Haushaltes und nicht an dem Krankheitsrisiko. Eine unfaire Finanzierung resultiert dann, wenn es zu hohen, unerwarteten Kosten kommt, welche nicht durch Vorauszahlungen abzumildern sind. Eine weitere unfaire Finanzierung nach der WHO wäre ein regressives Finanzierungssystem. Das würde dazu führen, dass ein ärmerer Haushalt einen proportional höheren Anteil zur Finanzierung leisten muss. (Hausen & Wassman, 2019)

Die Fritz-Beske-Institut Studie

Die Fritz-Beske-Institut Studie veröffentlichte 2004 eine Analyse zum Vergleich von 13 Ländern in Bezug auf die Gesundheitssysteme. Die in Kiel veröffentlichte Studie stellte eine Reaktion von Deutschland auf den World Health Report dar, in welchem das deutsche Gesundheitssystem verglichen mit anderen Ländern, schlecht abgeschnitten hatte. Zum Ländervergleich der Gesundheitssysteme hat die Studie verschiedene Indikatoren herangezogen. Diese sind die Finanzierung, die Lebenserwartung, das Personal, die Mortalität, die Krankenhausversorgung, die Zufriedenheit und die Wartezeiten. (Hausen & Wassman, 2019)

Die Finanzierung als erste Dimension wird größtenteils durch die Sozialversicherungen und Zuzahlungen ermöglicht. Die Pro-Kopf Ausgaben in Deutschland liegen über dem Durchschnitt der Länder, da die Struktur der medizinischen Versorgung gut funktioniert und eine hohe Arztdichte bereitsteht.

Die Lebenserwartung als Indikator wird anhand vier verschiedener Bewertungskriterien erörtert. Diese sind die Lebenserwartung bei der Geburt, die Müttersterblichkeit, die Säuglingssterblichkeit und die generelle Lebenserwartung. Die Lebenserwartung bei der Geburt wird maßgeblich von der Qualität der Gesundheitsversorgung beeinflusst.

Nach dem Fritz-Beske Institut versucht man eine Kausalität zwischen der Qualität der Gesundheitsversorgung und der Zahl der Fachkräfte zu schließen. Es hat sich herausgestellt, dass je mehr Fachpersonal vorhanden ist, desto qualitativ besser ist die Patientenversorgung. Das führt zu verkürzten Wartezeiten sowie zu einer tendenziell höheren Behandlungszeit pro Patient*in. Eine optimale Personaldichte ist trotz der Studie nicht bestimmbar.

Die Mortalitätsrate wird durch die Fritz-Beske-Studie anhand der OECD Mortalitätsrate festgemacht. Eine Schwierigkeit im Ländervergleich stellt hier die unterschiedliche Situation bezüglich der Diagnose, Informationslage zu Obduktionsbefunden und – Raten dar. Das Institut wählt aus diesem Grund eine breite Darstellung der Mortalitätsdiagnosen, um ein verfälschtes Bild für Deutschland zu vermeiden.

Die Qualität der Krankenhausversorgung hängt maßgeblich von der Verweildauer der/des Patienten*in, dem Vorhandensein qualitativer und quantitativer Fachkräfte und der Anzahl der Betten in dem jeweiligen Krankenhaus ab.

Die Zufriedenheit der Bevölkerung bezogen auf die Gesundheitsversorgung stellt eine subjektive Bewertung dar und wird unter Berücksichtigung der anderen Dimensionen als Faktor miteinberechnet.

Die Wartezeiten beziehen sich auf die Termine für die ambulante und stationäre Behandlung. Diese ist abhängig von dem Personalschlüssel der Krankenhäuser oder ambulanten Diensten. (Hausen & Wassman, 2019)

Die OECD

Die Abkürzung OECD heißt im Deutschen Organisation für wirtschaftliche Zusammenarbeit und Entwicklung. Die OECD ist die bedeutendste Organisation der westlichen Industrieländer. Sie dient der Koordinierung der Wirtschafts-, Handels- und Entwicklungspolitik. Die ersten Bemühungen zur internationalen Vergleichbarkeit der Gesundheitssysteme hat die OECD in den 1980er Jahren begonnen. Über die Jahre dehnten sich die Bemühungen zur Beurteilung der Leistungsfähigkeit weiter aus. Hierfür wurden Indikatoren zur Messung der Versorgungsqualität konzipiert und entsprechende Daten dazu gesammelt. Weiterführend wurden Indikatoren zur medizinischen Versorgung der Länder entwickelt. Das Projekt der Indikatoren-Erarbeitung setzt eine bestimmte Grundlage voraus. Dies lässt sich in drei Punkte unterteilen. Erstens sollen Rahmenbedingungen festgelegt werden, welche der Definition der verschiedenen Dimensionen dienen sollen. Zweitens sollen besagte Dimensionen wissenschaftlich relevant und erarbeitet sein. Drittens sollen die ausgewählten Dimensionen, durch die Vorlage der Daten, die Einführung der ausgewählten Indikatoren ermöglichen. Das Indikatoren Projekt der OECD verfolgt das Ziel, die Unterschiede in den Gesundheitssystemen zwischen den Ländern sichtbar zu machen. Außerdem versucht das Projekt zu erklären, wie es zu den Unterschieden kommt, um sie im weiteren Verlauf zu verringern und dadurch die Qualität der Gesundheitsversorgung in den verschiedenen Ländern zu verbessern. (Hausen & Wassman, 2019)

Die Commonwealth-Studie

Die nach der amerikanischen Stiftung Commonwealth benannte Commonwealth-Studie, ist eine Studie zum internationalen Vergleich von Gesundheitssystemen. Zu Beginn wurden ausschließlich die angelsächsischen Länder wie die USA, Kanada, Großbritannien etc. betrachtet. Im Jahr 2005 wurde Deutschland erstmalig in den Systemvergleich der Gesundheitssysteme aufgenommen. Mit den Jahren sind auch weitere Länder in die Vergleichsstudie mit aufgenommen worden. (Hausen & Wassman, 2019)

Die Indikatoren mit sich die Commonwealth Studie befasst, sind die Zugänglichkeit der Gesundheitsversorgung, die Gesundheitsleistungen in ihrer Qualität, das Koordinieren der medizinischen Versorgung für die Bevölkerung sowie die Bewertung des Gesundheitssystems durch die Bevölkerung. Die Bewertung der jeweiligen Gesundheitssysteme durch die Bürger*innen erfolgt unter der Voraussetzung verschiedener Merkmale. Die Stichprobe setzt sich aus Personen zusammen, die eigene Erfahrungen mit ihrem jeweiligen Gesundheitssystem gemacht haben. Darunter zählen Personen, welche in den letzten beiden Jahren vor dem Befragungszeitraum erkrankt sind und infolgedessen einen Leistungsanspruch auf das Gesundheitssystem haben. Verglichen mit anderen Studien spiegelt die Commonwealth Studie die Nutzerperspektive deutlicher wider, als mit einer Studie die auf einem repräsentativen Querschnitt der Bevölkerung basiert. (Hausen & Wassman, 2019)

Literaturverzeichnis

Bäcker, G., Naegele, G., Bispinck, R., Hofemann, K. & Neubauer, J. (Hrsg.). (2010). *Sozialpolitik und soziale Lage in Deutschland* (5., durchgesehene Aufl.). VS Verlag für Sozialwissenschaften. https://link.springer.com/chapter/10.1007/978-3-531-92407-6_1 https://doi.org/10.1007/978-3-531-92407-6_1

Bareiß, A., Heiden, K., Merk, J., Rahmel, A. & Wassmann, H. (2019). *Sozial- und Gesundheitspolitik* [Studienbrief]. SRH, Riedlingen. https://fhsr.sharepoint.com/sites/files/content/material/0815/0815_INT.pdf

BMFSFJ. (2022). *Fiannzielle Unterstützung*. https://www.bmfsfj.de/bmfsfj/themen/corona-pandemie/finanzielle-unterstuetzung

Bpb. (2020). *Soziale Sicherung*. Bundeszentrale für politische Bildung. https://www.bpb.de/kurz-knapp/lexika/politiklexikon/18226/soziale-sicherung/

Sozialgesetzbuch fünftes Buch (1988 & i.d.F.v. § 20 d). https://www.gesetze-im-internet.de/sgb_5/__20d.html

Infektionsschutzgesetz (2020 & i.d.F.v. § 28 a). https://www.gesetze-im-internet.de/ifsg/__28a.html

Infektionsschutzgesetz (o.J. & i.d.F.v. § 25). https://www.gesetze-im-internet.de/ifsg/__25.html

Bundesministerium für Gesundheit. (2019a). *Prävention*. Bundesministerium für Gesundheit. https://www.bundesgesundheitsministerium.de/service/begriffe-von-a-z/p/praevention.html

Bundesministerium für Gesundheit. (2019b). *Präventionsgesetz*. Bundesministerium für Gesundheit. https://www.bundesgesundheitsministerium.de/service/begriffe-von-a-z/p/praeventionsgesetz.html

Bundesministerium für Gesundheit. (2022a). *Globale Herausforderungen der Gesundheitspolitik*. Bundesministerium für Gesundheit. https://www.bundesgesundheitsministerium.de/themen/internationale-gesundheitspolitik/global/globale-herausforderungen-der-gesundheitspolitik.html

Bundesministerium für Gesundheit. (2022b). *Prävention und Gesundheitsförderung*. https://www.bundesgesundheitsministerium.de/krankenversicherung-praevention.html

Die Bundesregierung. (2020a). *Soziale Sicherung im Wandel*. https://www.bundesregierung.de/breg-de/aktuelles/soziale-sicherung-1716264

Die Bundesregierung. (2020b). *Weltgesundheitsorganisation: Gesundheit verbessern-weltweit*. https://www.bundesregierung.de/breg-de/aktuelles/weltgesundheitsorganisation-1744900

Gesundheitsministerium. (2019). *Machbarkeitsstudie zur Messung der Leistungsfähigkeit des deutschen Gesundheitssystems: Health System Performance Assessment*. https://www.bundesgesundheitsministerium.de/fileadmin/Dateien/5_Publikationen/Gesundheit/Berichte/HSPA_Ergebnisbericht.pdf

Hausen, A. & Wassman, H. (2019). *Gesundheits- und Sozialsysteme im internationalen Vergleich* [Studienbrief]. SRH, Riedlingen. https://fhsr.sharepoint.com/sites/files/content/material/0995/0995_INT.pdf

Quilling, E., Leimann, J. & Tollmann, P. (2022). *Kommunale Gesundheitsförderung*. Bundeszentrale für gesundheitliche Aufklärung.

Robert-Koch Institut. (2022). *Fallzahlen in Deutschland*. Robert-Koch Institut. https://www.rki.de/DE/Content/InfAZ/N/Neuartiges_Coronavirus/Fallzahlen.html

Smith, P., Mossialos, E. & Papanicolas, I. (2008). *Leistungsmessung zur Verbesserung der Gesundheitssysteme*. Weltgesundheitsorganisation. http://www.initiative-elga.at/ELGA/Gesundheitssystem_Daten_Fakten_Infos/WHO_Strategiepapier__Leistungsmessung_in_Gesundheitssystemen.pdf

Statistika. (2022). *Wirksamkeit von Masken gegen die Corona Verbreitung*. Statistika. https://de.statista.com/statistik/daten/studie/1132962/umfrage/wirksamkeit-von-masken-gegen-verbreitung-corona-virus-deutschland/

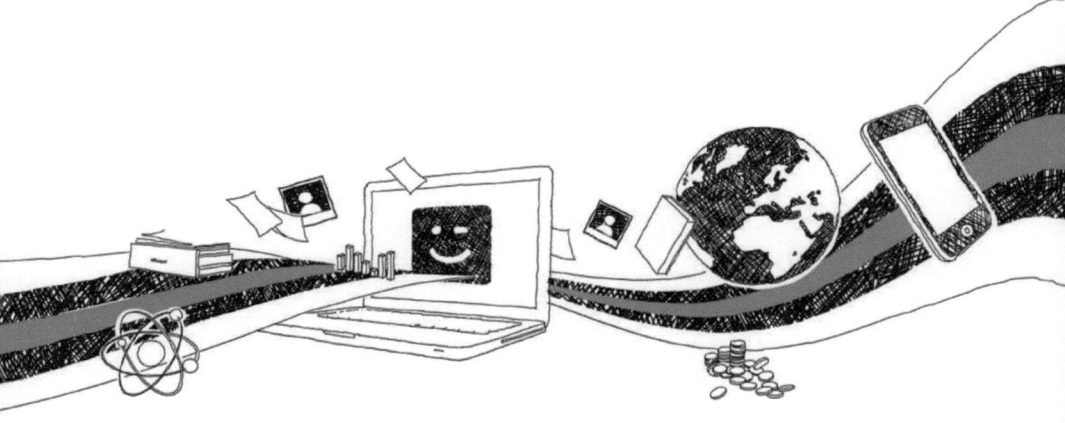
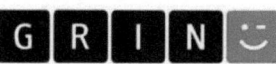